NOTICE

SUR LA RAGE.

Marseille. — Imprimerie Arnaud et Comp., Cannebière 10.

NOTICE

SUR LA RAGE

AVEC

UN PROJET NOUVEAU

DE POLICE SANITAIRE SUR LA RACE CANINE

Présenté à Son Excellence M. le Ministre de l'Agriculture et du Commerce

PAR

Le Docteur Charles MÉNÉCIER

Membre titulaire de la Société impériale de médecine de Marseille,
Du Comité médical des Bouches-du-Rhône, de l'Association médicale du même
département ;
Membre actif de la Société de Statistique de Marseille,
Membre sociétaire de l'Institut polytechnique de Paris, etc., etc.

Fuit hæc sapientia quondam
Publica privatis secernere.
Hor. AP. v. 396.

Toute la sagesse de nos ancêtres consistait à
distinguer le bien public d'avec le particulier.

PARIS	MARSEILLE
AD. DELAHAYE, LIB.-ÉDITEUR	CAMOIN, LIBRAIRE-ÉDITEUR
Place de l'Ecole-de-Médecine.	Rue Cannebière. 1.

1864

DE LA RAGE

SES CAUSES ET SON MODE DE PROPAGATION.

La Rage, cette terrible maladie, au seul nom de laquelle tout le monde frémit d'épouvante et d'horreur, n'est pas une affection qui naisse *spontanément* chez l'homme.

Triste privilége d'un nombre indéterminé d'animaux, on la remarque spécialement chez ceux du Genre *Canis et Felis*. Elle a été cependant observée fréquemment chez le Putois, la Fouine, la Belette, le Lièvre et même le Coq.

« Le cocher d'une dame très-connue, étant à la chasse, tire sur un Lièvre et ne le tue pas, mais il le blesse assez pour que l'animal reste sur la place; il court prendre sa proie, le Lièvre blessé lui attrape le petit doigt et le mord très-fortement. Cette morsure fut très-douloureuse, mais elle se guérit très-promptement. Ce cocher était dans la plus grande sécurité n'ayant jamais entendu dire qu'un Lièvre pût communiquer la Rage. Cependant au bout de six semaines il devint enragé et mourut en trois jours [1] »

« *Quidam a gallo gallinæo pugnante leviter læsus in Rabiem venisse dicitur* [2] »

Si la Rage *spontanée*, chez les Gallinacés, peut être contestée, le doute n'est plus admissible quant à la possibilité de l'Inoculation.

« Un Coq inoculé avec de la salive d'un Chien enragé le devint au bout de 14 jours [3]. *(Expériences répétées dans nos Ecoles vétérinaires.)* »

Cependant la Rage *spontanée* est une maladie fort rare parmi les animaux, c'est à la suite de l'Inoculation qu'on la voit le plus souvent se propager d'une manière effrayante.

De tous les animaux domestiques, le Chien est celui qui contracte le plus facilement la Rage. — Aussi les plus grands dangers nous viennent-ils de la contagion du virus Rabique par la dent de ce fidèle animal.

Il ne faut pas seulement en redouter la morsure, car ses baisers peuvent avoir des effets aussi funestes.

---

(1) G. Buchan. — *De la Rage*, traduit de l'anglais par J. D. Duplanil, Dr de la Faculté de Montpellier. — 4e édit., tom. 3, année 1789

(2) *Cælius Aurelianus*, cap. 9.

(3) *Lettre sur la Rage*, par le Dr Louis Valentin, au secrétaire de l'Académie de Nancy (Marseille 1807).

» Le Chien est l'animal domestique par excellence, le plus digne d'entrer en société avec l'homme ; il sait concourir à ses desseins, veiller à sa
sûreté, l'aider, le défendre, le flatter ; il sait, par
des services assidus, par des caresses réitérées ,
se concilier son maître, le captiver et, de son tyran,
se faire un protecteur [1]. »

Trop confiant, l'homme en a fait le compagnon de
ses plaisirs, l'intime de la maison ; il s'abandonne
imprudemment à ses caresses, oubliant que la plus
petite plaie, la moindre égratignure, est une porte
ouverte au subtil virus de la Rage.

Combien de personnes victimes de ce préjugé :

Rien n'est plus sain que la langue du Chien.

Aveuglement fatal : le poison de la Rage, circule
dans les veines de l'animal favori, aux allures si
douces ; on réclamait de lui un soulagèment à des
maux souvent éphémères, et il vous apporte la Mort
sous sa forme la plus hideuse.

Les exemples de cette nature abondent dans les
annales de la science.

« Deux sœurs ayant dans le nez des boutons en
suppuration, se laissèrent lécher ces boutons par
un Chien, chez lequel les symptômes de la Rage se
développèrent quelques jours après, elles périrent
toutes deux victimes de leur imprudence [2]. »

Il en fut de même « d'un prêtre qui se laissa lé-

---

(1) *Buffon,* tom. 5, 1844, *quadrupèdes.*
(2) *Journal général de médecine* (année 1810).

cher par son Chien une légère écorchure que son perruquier venait de lui faire à la lèvre, quelques jours après, le Maître et le Chien périssaient de la Rage [1]. »

Les Nourrices ont une triste habitude, celle d'employer des jeunes Chiens pour entretenir la secrétion du lait, ou dégorger leur sein à l'époque du sevrage des enfants.

Prenez garde, jeunes mères, que ce Nourrisson d'un nouveau genre, dont la provenance vous inquiète si peu, un jour ne vous communique la Rage.

Pourquoi cette confiance extrême en une bête reconnue des plus féroces et des plus sanguinaires à l'état sauvage ?

« Dans les pays déserts, dans les contrées dépeuplées, il y a des Chiens sauvages qui, pour les mœurs, ne diffèrent des Loups que par la facilité qu'on trouve à les apprivoiser ; ils se réunissent aussi en plus grandes troupes pour chasser et attaquer en force les Sangliers, les Taureaux et même les Lions et les Tigres [2]. »

La domesticité peut modifier l'instinct sauvage des animaux, mais jamais le déraciner complètement.

Ne voit-on pas, dans nos villages et nos bourgs, les Chiens conserver, dans une certaine limite, leur instinct premier et se réunir pour traquer le Gibier à travers champs et forêts.

(1) Société de médecine de Montpellier (an viii de la République).
(2) *Buffon, loc. cit.*

En ville, le Chien n'a pas toujours l'humeur dé-
bonnaire, il est la crainte de l'étranger, du domestique, de l'homme en haillons; ici, c'est un vieillard
qu'il culbute ; là, de timides enfants dont il trou-
ble les jeux et la joie; enfin, il n'est pas jusqu'à son
Maître dont il ne brave parfois la colère et ne le
blesse sans pitié.

Comment n'a-t-on pas songé à faire cesser plus
tôt un pareil scandale ?

Lois, Ordonnances et Arrêtés, réglementent sé-
vèrement la circulation des Chevaux, que leur propriétaire ou conducteur doivent constamment
tenir en main ; sur nos quais et pour les Chevaux
en station reconnus vicieux on exige la Muselière.

Grâce aux mesures de Police, les troupeaux de
Bœufs et autres animaux de boucherie, ne sont plus
à redouter, attendu que, le jour, le pavé des villes
leur est interdit. Les Bouviers lient les jambes du
Taureau, afin d'en maîtriser l'allure, de plus ils leur
émoussent les cornes ou en garnissent la pointe
d'une boule en bois.

Il en est de même pour tous les autres animaux
domestiques qui, chacun, ont des Réglements spé-
ciaux dans l'intérêt de la Sécurité générale.

J'ai dit tous les Animaux, il en est un cependant
qui jusqu'ici fait exception à cette grande loi et
contre lequel on n'a employé que des mesures in-
suffisantes, c'est le Chien.

Lui seul, en effet, a la permission de circuler
librement sur la Voie publique, de l'encombrer et

d'être le héros de mille événements fâcheux ; à lui seul, le droit d'outrager la Morale par le spectacle repoussant de ses amours en plein vent.

Pourquoi cette liberté ?

Les cas de Rage, inoculées à l'homme, sont peu fréquents, mais ils seraient aujourd'hui dans les proportions vraiment désespérantes que la statistique a données entre les mains de M. REYNAL, qu'il ne faudrait en accuser que nous-mêmes.

Si la Science a mission de conjurer la Rage, il appartient à l'Administration de s'unir à elle et lui prêter son appui dans les Mesures Prophylactiques déterminées convenables.

La Manie de posséder un Chien en a fait grossir le nombre ; la Mode est venue bientôt exploiter le croisement des races et faire encore augmenter ce chiffre ; une tache, souvent une difformité réelle, a servi de prétexte à la reproduction d'un horrible Caniche et les Métis se sont de plus en plus multipliés.

A côté de ces causes d'Abâtardissement dues au Caprice, il en est d'autres très-importantes, telles que le changement d'habitudes et principalement de climat, dont l'influence première s'est bientôt étendue sur la race Canine.

Les Chiens des Régions Orientales, disait-on anciennement, ne deviennent *jamais* Enragés. M. Clot-Bey, qui a demeuré 25 ans en Egypte, assure n'en avoir jamais vu.

Des rapports plus fréquents avec ces contrées ne nous permettent plus à ce jour d'accepter cette assertion ; cependant, il est certain que la cruelle maladie s'y montre *plus rarement et moins terrible* qu'en Europe.

Où trouver une explication satisfaisante de ce fait, à moins de reconnaître, d'abord, l'influence heureuse d'une température élevée et très-favorable à des animaux dont la transsudation cutanée est à peine sensible et ensuite les avantages que la nature accorde *toujours* aux alliances sans mélange de races étrangères.

Au milieu de ces régions brûlantes, la Race Canine a conservé son Type, elle caractérise la Contrée.

En serait-il autrement, puisqu'il est avéré que le Chien d'Europe, transporté en Asie, y succombe très-vite.

Que se passe-t-il dans notre zone tempérée ?

Plus on s'en rapproche et plus on voit l'Espèce Chien nombreuse.

Arrivé en France, on y rencontre à peu près tous les Genres.

Ces animaux *dépaysés* et non pas acclimatés, qu'on les examine après quelque temps de séjour sous notre Ciel, on les trouvera alors maladifs et leurs produits complètement dégénérés.

Je ne m'élèverai point ici, contre l'acclimatation des animaux; dans bien des cas, elle a rendu d'utiles services ; néanmoins, je pense qu'il faudrait savoir se limiter.

On rencontre le Chien dans tous les climats , et chaque zone possède ses variétés.

Ne serait-il pas naturel de n'admettre dans nos foyers que les espèces de race indigène.

Parmi les Chiens de notre région qui s'accommodent le mieux de notre température en France , on voit :

Le *Basset*, le *Courant* et le *Braque*, tous les trois affectés à peu près exclusivement aux plaisirs de la Chasse.

Le Chien de Berger, dont quelques Naturalistes ont fait dériver tous les autres, se trouve parfaitement chez nous, et dote d'une excellente garde nos troupeaux ; il est le seul qui n'ait pas besoin d'éducation pour diriger un troupeau [1], l'instinct seul le guide, sa férocité et son extérieur de mauvais augure lui assignent sa place auprès de nos bergeries, au milieu de nos bois, où il est bien le seul digne de lutter contre le loup.

Quant aux Chiens de luxe, l'*Epagneul* et le *Barbet* sont les deux genres qui devraient avoir uniquement droit de domesticité ; principalement en Provence , les *Levrettes*, que quelques maisons entretiennent, ne supportent nos hivers qu'avec la plus grande difficulté.

La question capitale est celle du Chien de Garde. — Tous les Chiens indistinctement ne peuvent servir à cet usage. — A cette heure quels sont les préférés ?

[1] *Buffon, loc. cit.*

Les Chiens dits de *Garde*, sont assez nombreux à Marseille *(6,237 dernier recensement)*, pour me permettre d'apprécier l'esprit qui, le même partout, préside dans le choix de ces animaux.

Le *Cerbère* préposé à la garde de richesses importantes, n'est parfois qu'un vilain *Roquet*, dont les services ressemblent assez à ceux rendus à l'ancienne Rome par les *Oies du Capitole*.

D'autres personnes, pensant mieux faire, recherchent pour la garde, les chiens les plus hauts de taille, les plus énormes, afin que, dès l'abord, leur stature gigantesque puisse en imposer aux malfaiteurs. On choisit alors entre le *grand Dogue*, le *Terre-Neuve* et le *Mâtin*.

Tous ces Molosses ne supportent que péniblement l'air impur des villes; ils deviennent maladifs, hargneux, et devraient être plus l'effroi de leur Maître que des Voleurs.—C'est ainsi que l'on passe d'une exagération dans une plus monstrueuse.

Un Chien de Garde est réellement utile dans les *campagnes*, chez le Laboureur ou le Berger dont il peut défendre la vie et la propriété contre d'audacieux agresseurs. Mais, en ville, l'homme ne peut-il se suffire à lui-même?

Le Chien de Garde, je ne l'admets que comme exception, et, dans ce cas, je ne conseillerai jamais, soit l'insuffisant Roquet, soit l'incommode Molosse, *tristes excubiæ*.

Il serait préférable d'utiliser comme gardien, un Métis qui, malgré son origine Anglaise, s'acclimate bien en France, je veux parler du *Boule Terrier*, *Terrier* ou *Ratier*.

Fort et courageux, chassant d'instinct le *Rat* et le *Renard*, ses précieuses qualités tendent à le prôner de plus en plus chaque jour.

L'abâtardissement des races par la simple transplantation d'une contrée dans une autre, d'un climat froid dans un climat chaud ou même tempéré, est chose tellement reconnue pour tous les animaux, qu'il serait superflu d'insister sur ce point.

Au dehors de cette première cause de dégénération, il en est une bien autrement puissante, qu'il ne tient qu'à nous de faire disparaître : c'est, le *croisement des genres, abandonné aux Chances de la Rencontre, qu'autorise la facilité de libre vagabondage des Chiens sur les Places publiques*.

Combien de personnes ont un Chien, sans aucun besoin : ce n'est point par luxe, pas même pour les agréments de la chasse, encore moins un Chien de garde, car l'infortuné animal, ne reçoit que très-rarement l'hospitalité de son maître. Il vit, disputant sa nourriture aux rats des égouts. Après avoir été errants plus ou moins de temps, ces malheureux animaux périssent misérablement, sous les coups de pierre du gamin ou surpris par le *Capteur* [1]; la corde qui les étrangle achève leurs souffrances.

(1) L'agent salarié par la Ville pour saisir les chiens errants non muselés et les abattre.

Je pourrai dire, que ce sont là, des Chiens élevés pour l'Abattoir.

Avec le système actuel de Réglementation, qu'une *Chienne en folie* apparaisse, aussitôt, une meute nombreuse, composée de Chiens de toutes sortes, se presse autour d'elle ; ils se disputent en furieux ses faveurs, et la pauvre bête est le plus souvent obligée de subir les caresses du plus fort. Ces *unions forcées* ne produisent que des Chiens dits de *Rues* ; parfois aussi la Chienne (de bonne race), recevant un mâle trop grand, succombe plus tard aux douleurs de la *Parturition*.

Transformée progressivement, la *Gent Canine* est devenue ce qu'elle est aujourd'hui, c'est-à-dire, *horrible, inextricable.*

Les maladies ont assailli cette race dégénérée, et, avec elles, l'affection rabique est devenue plus fréquente.

Quels sont, en effet, les Chiens chez lesquels on la remarque le plus ordinairement?

Sur *vingt* observations de Rage bien confirmées chez l'homme et recueillies dans les feuilles scientifiques, j'ai relevé *quatorze* cas de contagion par des Chiens *sans types*. — Sur les *six* autres Chiens qui ont communiqué la Rage, *trois* appartenaient à des genres qui s'acclimatent difficilement.

Je pose donc en principe, qu'il faut prendre les mesures les plus énergiques pour reconstituer, s'il est possible, des *étalons de la race Canine*, et arriver à l'extinction complète ou à peu près, de tous les produits Abâtardis.

Je donnerai bientôt les moyens d'obtenir un résultat aussi heureux très-rapidement.

La Misère, les Privations, l'Insalubrité, ont été invoquées comme autant de causes prédisposantes de la Rage.

Que répondre à cela?

Il est bien reconnu aujourd'hui, que ce sont les causes inverses, c'est-à-dire, l'Abondance et le trop de soins qui favorisent le développement de la Rage.

Tous les observateurs ont signalé le grand nombre de Cas de Rage parmi les Chiens de Maison. — Ainsi, dans les *vingt* observations dont j'ai parlé plus haut, j'ai compté *seize* Chiens de Maison, dont *sept* dits de Dames, pour *quatre* Chiens errants.

Longtemps on a cru que la *saison du Rut*, prédisposait exclusivement les animaux à la Rage.

Bien autrement, la statistique donne une diminution des cas de Rage pendant les températures extrêmes d'hiver et d'été, époques où les Chiens ressentent précisément les feux de l'amour.

Des Chiennes et des Chiens isolés à l'époque de leur *folie amoureuse*, ont conservé une parfaite santé durant toute la saison; mais après environ un mois que les symptômes d'excitation sexuelle eurent cessés, il est survenu chez les uns, de l'amaigrissement, chez les autres, des éruptions diverses; très-peu

ont succombé; jamais, cependant, je n'ai eu à cons-
tater un cas de Rage. Voulant tenter l'expérience
inverse j'ai pris des Chiens en *Rut* et leur ai procuré
tous les moyens d'assouvir sans obstacle leurs désirs
Erotiques ; ces Animaux-là , sont devenus par la
suite , plus maladifs que les précédents , et bon
nombre sont morts à la peine; quant aux Chiennes,
leur *Ardeur* est bientôt satisfaite par l'approche du
Mâle; celles-là seules , sont plus lascives qui en
avaient été privées une saison ; cependant, cette
distinction, quoique sensible, n'a rien d'exagéré.

Il résulte donc de ces expériences, que chez le
Chien, la Continence ou la Satisfaction désordon-
née des plaisirs de l'amour, les prédispose mé-
diatement à une foule de maladies, parmi lesquelles
il ne serait pas étonnant de voir un jour apparaître
la *Rage spontanée.*

On a essayé de provoquer la Rage spontanée sur
bien des animaux différents , sans jamais y parve-
nir, et tous les cas de spontanéité de la triste maladie , cités dans la Science, n'ont pas la précision
nécessaire pour, à mes yeux, être probants.

Chien , Chat , Renard et *Loup* , chez lesquels on
observe souvent la Rage, pourraient très-bien la
tenir d'autres animaux ; *du genre Rat,* par exemple,
qui est très-répandu dans nos bois et nos maisons ,
et que nous ne connaissons guère que par les dé-
gâts matériels qu'ils nous occasionnent [1].

(1) Prochainement je publierai mes expériences.

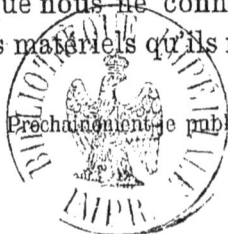

Quoi qu'il en soit, la Rage spontanée des animaux est bien rare, et chez l'homme, c'est *toujours* à la suite de la Contagion par Inoculation qu'elle se développe.

J'ai raconté précédemment, les funestes effets des simples caresses du Chien, je ne reviendrai pas sur ce mode de contagion.

Le plus communément, la contagion provient de la Morsure de l'animal enragé.

Dans ce cas, la durée de l'*Incubation* peut varier énormément, suivant l'Age du sujet mordu, l'Étendue et le Nombre des blessures et même la Nature des habits.

En effet, sur les jeunes personnes, où les tissus sont très-perméables, l'Incubation est de plus courte durée.

Il n'est pas nécessaire de discuter l'influence du Nombre, de l'Etendue et de la Profondeur des plaies, sur l'apparition hâtive de l'Affection Rabique. Il en est de même des morsures faites au visage ou sur les membres dépourvus de tous vêtements ; le contact immédiat du virus en rend les effets plus certains.

Tout autrement, le péril diminue et disparaît alors que l'Animal Enragé a mordu immédiatement avant un plus grand nombre de personnes. Le Venin de la Vipère ne s'épuise-t-il pas à une grande distribution. Il est vrai, ici le mécanisme n'est pas le même, mais les résultats ne diffèrent point.

La Dent du Chien enragé se lave pour ainsi dire au contact du Sang des premières victimes ou se purifie en traversant leurs vêtements.

Chez les Animaux, l'Affection Rabique peut encore se transmettre de la femelle à ses produits ; mais par quel mode?

Les petits reçoivent-ils le germe de la Rage dans le sein de leur mère ou le puisent-ils avec le lait?

De la solution de cette question en dépend une autre qui se rattache à l'Hygiène publique :

Les produits des Animaux Enragés peuvent-ils être livrés sans danger pour l'alimentation de l'homme?

En 1826, le professeur Betti écrivait, d'après les expériences faites à Florence : « Que la Rage ne peut être communiquée par *la Bave* et tout autre liquide ou solide des Brebis ou autres Animaux mordus par un Chien enragé; qu'il en est de même de leur chair administrée à l'homme comme aliment; cependant, ajoute-t-il, on *doit se garder de faire usage de semblables aliments* et le médecin ne peut trop recommander ce qui touche à la santé des citoyens [1]. »

L'hésitation du Médecin Florentin laisse dans une alternative fâcheuse et il serait bon de reprendre ses expériences afin de savoir définitivement à quoi s'en tenir, d'autant mieux qu'il a pu arriver quelquefois que des produits d'Animaux Enragés ont été vendus sur nos Marchés.

(1) Médecine étrangère, 1826.

Un Chien communiqua la Rage à une truie qui fut prise d'Accès Rabiques et guérie par le vinaigre [1]. Les petits porcs qui vinrent au monde à cette époque n'héritèrent point de la Rage et furent vendus dans le temps.

M. DELAFOND, professeur à l'Ecole vétérinaire d'Alfort, raconte, dans ses leçons orales *(9 avril 1863)*, le fait suivant qui lui a été communiqué par M. TISSOT : « Dans le département du Jura, un Loup Enragé mordit *quatre* Chevaux et *dix* Bestiaux. Tous ces Animaux furent atteints de la Rage. *Les Deux premières* Vaches furent débitées et mangées sans aucun accident pour personne; *la troisième* fut clandestinement débitée un jour de fête, pas d'accident non plus. *La quatrième* fut vendue; mais déjà la population était inquiète. C'est alors que M. TISSOT fut envoyé sur les lieux pour s'assurer des faits et tâcher de rassurer les personnes qui avaient mangé de la Vache malade. Il y parvint, mais ce ne fut qu'en offrant de manger lui-même de la viande de vache enragée.......... *Il n'en restait plus.* » « En août 1826 nous avons, dit M. DELAFOND, fait manger toute la langue d'un Cheval mort enragé, dans les Hopitaux de l'Ecole, à un Chien de l'Etablissement. Depuis cette époque il est resté en parfaite santé [2]. »

---

(1) *Beudon*, 1777.

(2) Notes inédites prises à l'Ecole d'Alfort par M. Auguste Brun, médecin vétérinaire à Marseille.

On ne saurait contester les observations de ces deux savants vétérinaires pas plus que bien d'autres, fournies par M. REYNAUD. Mais de ces expériences, faut-il en déduire qu'il n'est *jamais* dangereux de manier ou consommer pareils animaux?

Non pas certes. Je condamne et repousse énergiquement la Vente des bestiaux enragés.

Il est vrai, que le simple contact du Virus Rabique avec les Muqueuses saines ne suffit point pour inoculer la Rage, mais on ne saurait répondre de l'intégrité absolue de la Muqueuse Bucchale et même Stomachale de toutes les personnes, et dans ce cas, ne verra-t-on pas se représenter les déplorables événements cités par J. LAUZONI, P. FRANCK, GOLIER, COZE, MARESKE, DERUDDERE, etc., etc.

Mais j'abandonne bien vite ces questions trop litigieuses, pour en arriver à la description des symptômes propres à la Rage.

DE LA RAGE CHEZ LE CHIEN.

———

Depuis longtemps, la Science a séparé l'*Hydro-phobie* de la Rage ; cependant, l'erreur subsiste toujours chez le vulgaire où ces mots ont conservé leur synonymie pathologiqne.

Funeste erreur, qui bien souvent permet au Chien Enragé de commettre des ravages affreux.

L'Hydrophobie, dans le sens étymologique du mot *(υδωρ-φοϭοσ-horreur de l'eau)*, n'existe pas ; et d'ailleurs, s'il fallait soupçonner Enragé tout chien qui ne boit point, immédiatement un bon tiers de ceux existants seraient mis à l'index.

Les Chiens de petites maîtresses deviennent capricieux comme elles, et refusent de laper dans toute autre tasse que la leur.

L'envie de mordre, pas plus que l'Hydrophobie, n'est un symptôme pathognomonique de l'affection

Rabique. La timidité est au contraire, à la première période de la Rage, l'un des caractères saillants de l'animal [1].

Tout Chien enragé, d'affectueux et gai, devient triste et embarrassé ; un tremblement convulsif général lui donne par moment l'*aspect transi ;* il se blottit dans le fond de sa niche et soulève la litière pour s'en recouvrir.

Le Chien d'appartement, recherche les genoux de sa maîtresse et se cache dans les replis de la robe.

Lorsqu'il a ainsi choisi une couche, le Chien devient paresseux et se dérange difficilement, même pour manger ; d'ailleurs, son appétit a diminué ; *il boit,* mais il préfère *les liquides chauds* à l'eau froide de son chenil ; ses yeux n'ont aucune expression ; il clignotte continuellement. Lorsqu'on l'appelle, il obéit, mais avec une lenteur extrême, comme par contrainte et s'en retourne très-vite à son lit, les oreilles basses et agitant faiblement la queue.

Bientôt la scène change ; une agitation fiévreuse s'empare du Chien, il entre et sort de sa cage, bouleverse son lit, ronge le bois de sa niche ou se mordille les pattes et la queue jusqu'au sang ; se lançant à l'extrémité de la chaîne, il agite convulsivement les mâchoires ; d'autres fois, assis dans sa niche, il happe l'air. Son œil brillant et fixe ne le sert plus qu'imparfaitement ; car il se jette contre

(1) M. Bouley est l'auteur qui a le mieux décrit les symptômes de la rage chez le chien.

les murs ou les autres obtacles que l'on peut dresser devant lui, il paraît avoir de véritables alluci-
nations de la vue. Lorsqu'il aboit, le timbre de sa
voix est rauque, les sons ondulés se succèdent avec
une expression particulière caractéristique.

Ces symptômes, constituent de véritables accès,
dont l'intensité et la durée varient extrêmement.

Après l'accès, le Chien semble plus abattu qu'au-
paravant; cependant, le moindre bruit, un aboiement étranger, tout l'irrite et le fait sortir de sa
niche en grognant, ou se ruer contre les barreaux
de sa cage. L'excitation sexuelle est très-prononcée.
Il refuse les aliments ou n'en prend que très-peu,
parfois il s'approche de son abreuvoir, en lape une
fois l'eau et se retire. Si, dans cet état, il abandonne
son chenil et la maison de son maître, il court droit
devant lui, la tête basse, la queue serrée entre les
jambes ; la gueule le plus souvent béante et emplie
de bave. En ce moment, il n'attaque personne, mais
se défend contre les chiens qui *se jettent* sur lui ou
les individus qui l'approchent de trop près.

C'est une erreur de croire que les chiens redou-
tent ou prennent la fuite devant un des leurs enragé. Les expériences faites dans ce but n'ont point
une valeur réelle, les causes les plus diverses pouvant intervenir et nous tromper. — Que l'on mette
subitement en présence deux chiens adultes et en
parfaite santé ; ils manifesteront aussitôt une certaine défiance qui augmentera bientôt si l'un d'eux
vient à gronder.

La question ne saurait être examinée que sur les Chiens en liberté, ou errants pour mieux dire , et dans ces conditions , l'observation ne donne plus les mêmes résultats. En voici un exemple choisi parmi une infinité d'autres :

« Le 15 juillet 1861 (à Marseille), un chien enragé pénétra dans la propriété de M. DELA**, au Prado, où il mordit à deux endroits le chien de garde (Terre-Neuve); chassé par la jardinière, il mord, dans une traverse de la Plage, le chien de M. S***, restaurateur; là, un Chien appartenant à M. C*** *s'est mis à sa poursuite* [1]. »

Le chien enragé n'a plus une marche régulière, ses jambes commencent à le trahir, il faiblit sur son train de derrière et roule par intervale dans la poussière des chemins, ce qui lui donne un aspect repoussant.

En 1856 je rencontrai un chien enragé errant dans les rues de Marseille. Les passants fuyaient devant lui, quelques-uns plus hardis le pourchassaient à coups de pierre; l'animal au lieu de se retourner contre ces impitoyables agresseurs, ne changea point d'allure; il paraissait *insensible* à leurs violentes atteintes; bientôt je n'eus plus de doutes; en effet, la Providence le conduisit près d'un corps-de-garde, ou un soldat courageux l'ayant traversé de sa bayonnette, le chien expira

_____

(1) Mairie de Marseille, procès-verbaux au secrétariat de la police municipale. — Année 1861.

sans avoir résisté, ni fait entendre *le moindre gémissement.*

La sensibilité est donc considérablement diminuée; c'est ainsi qu'on a vu des chiens enragés s'attacher à une barre de fer rougie au feu.

Lorsque le chien meurt de la rage, c'est toujours à la *Paralysie générale* qu'il succombe.

On a voulu distinguer une *Rage Muette*, ce n'est point là une affection qui diffère de celle dont je viens de tracer à grand trait le tableau; ce n'est qu'une fausse division, dernier vestige de l'ancienne classification. — Il arrive que la première période de la Rage passe inaperçue ou est à peine sensible, si l'Animal n'a point d'Accès, la Paralysie des mâchoires, qui n'est pour ainsi dire que le Prologue de la Paralysie générale, débute la Maladie. Le Chien ne peut, dans ce cas, mordre ou articuler un aboiement, mais il fait toujours entendre un Son guttural sinistre, comme s'il étouffait. C'est alors aussi qu'on le voit plonger tout le museau dans son abreuvoir, le mode ordinaire de laper étant devenu impossible.

L'autopsie n'a rien appris jusqu'à ce jour. Les *Lysses* de Marochetti, pas plus que la présence des *Esquilles d'os* dans l'estomac du Chien Enragé ne viennent éclairer l'Etiologie de cette affreuse maladie.

On a confondu ici l'effet avec la cause. Au début de la Rage, l'Animal *gloutonne* le peu de nourriture qu'il prend, et dès que la maladie est plus avan-

cée, le *mouvement spasmodique* des mâchoires s'op-
pose à une bonne mastication; plus tard, la paralysie commençant, devient un obstacle matériel.
Ainsi donc il n'est pas étonnant de trouver à l'ou-
verture Cadavérique une quantité souvent consi-
dérable d'aliments grossièrement divisés, et par
suite un peu d'injection de la muqueuse gastrique.

DE LA RAGE CHEZ L'HOMME.

Les Préjugés et les Erreurs ont beaucoup con-
tribué à égarer l'opinion du public sur cette maladie horrible.—Le symptôme *hydrophobique* regardé
comme *caractéristique* de la Rage chez l'homme,
au même titre que chez le Chien, a permis de croire
cette affection beaucoup plus commune qu'elle ne
l'est heureusement.

L'*Hydrophobie*, dans sa véritable acception, est
un phénomène observé depuis longtemps sur une
foule de personnes ayant les maladies les plus diverses. — SELLE écrivait :

Datur autem hydrophobia spontanea quæ aliis fe-
bribus symptomatice accedit, inter quas ea tantum hic
pertinet quæ in febribus nervosis acutis deprehenditur.

De nos jours, l'horreur de l'eau a été signalée
dans la Grossesse, la Dysmenhorrhée, l'Hystérie,

les Fièvres graves, etc., etc., au grand préjudice de
la Rage Canine dont on peut la rayer complètement.

Pas plus que chez les animaux inférieurs, la
durée de l'Incubation de la Rage chez l'homme ne
peut être déterminée exactement; les Statistiques
donnent des chiffres trop différents. — Un relevé
d'observations m'a donné uné durée moyenne de
soixante-trois jours *(chez l'homme)*. Ayant indiqué
les causes principales de cette variation, à propos
de l'Incubation, je ne me répéterai point.

« En attribuant aux diverses affections conta-
gieuses un temps moyen d'incubation approxima-
tivement déterminable pour chacune d'elles, il ne
faut point oublier que ces données relèvent de l'observation médicale, à laquelle on ne saurait imposer une certitude qui n'est pas dans sa nature [1].

« Les faits prouvent surabondamment qu'une dé-
limitation rigoureuse de l'incubation des principes
contagieux serait pour l'hygiène une indication
trop souvent trompeuse, qu'elle ne suivrait pas
toujours sans péril.......

« FRACASTOR a été témoin d'une Rage qui ne s'est
développée que huit mois après la morsure. MEAD
a noté une Incubation de onze mois. Dans une
autre circonstance, il a vu un jeune homme en proie
à tous les symptômes de la Rage vingt-quatre heures après avoir été mordu par un Chien. — Cette
variabilité de l'Incubation est bien mise en relief

(1) ANGLADA. — *Traité de la contagion*, p. 266 et 267.

dans les observations suivantes rapportées par M. le docteur Demeanyuck, de Baunbouy (Pas-de-Calais). Trois individus furent mordus le même jour par un chien enragé, aucun ne fut cautérisé..... L'un d'eux fut pris des symptômes de la Rage trente-deux jours après la morsure, et succomba en quarante heures. Un autre tomba malade cinquante-quatre jours après l'accident et sa mort fut également rapide. Le troisième ne fut atteint qu'au bout de trois mois et mourut en moins de vingt-quatre heures. »

Si chez l'homme la période d'acclimation de la Rage présente de si grandes variations, il n'en est pas de même de la maladie confirmée, qui paraît avoir un terme moyen effrayant de *trois* jours.

Période Prodromique.

La Rage débute, chez l'homme, par des *frissons*, accompagné d'un *sentiment de lassitude extrême;* tout travail intellectuel ou manuel le fatigue bien vite; il est triste et boudeur; il aime l'isolement, cependant il a peur; il ne peut dormir, des rêves sinistres troublent ses nuits; des vomissements bilieux et quelques selles diarrhéiques accompagnent souvent ce début; il boit parfaitement et son appétit est à peu près le même. — L'Enragé peut passer ainsi plusieurs jours sans éprouver de symptômes plus inquiétants. Cependant la cruelle maladie ne l'épargnera pas.

Période d'état.

Le pouls s'accélère, la peau chaude est tantôt sèche, plus souvent humide; la physionomie s'anime, la pupille se dilate; il devient loquace, parfois il rit et chante; de légers mouvements convulsifs agitent ses membres; le satyriasis est très-prononcé; un sentiment de constriction à la gorge fait qu'il sollicite à boire, il porte *sans aversion* le verre à ses lèvres et s'*étonne* alors de ne pouvoir en avaler le contenu, il y a *dispotie* [1] complète et la meilleure volonté ne peut en triompher; bien plus, s'il se contraint, une *Crise horrible* se décide, il rejette aussitôt le liquide, il écume, il pâlit et semble prêt d'asphyxier.

Accès.

A cette période de la Rage l'homme peut se livrer tout-à-coup aux actes les plus désordonnés et qui ne laissent pas d'alarmer beaucoup les personnes de son entour. — En effet, l'excitation est extrême, il quitte son lit ou se roule sous les couvertures; il s'empare de tout ce qui lui tombe sous la main pour le lancer à travers la chambre, contre des fantômes ou des monstres qui ne résident que dans son esprit en délire. Sa physionomie est grimaçante, il crachote fréquemment et grince des dents. Il voudrait parler, mais il ne fait entendre qu'un *ronflement guttural* impossible à décrire.

---

(1) δυς-ποτος : Boisson difficile. — δυς-πίνω : Je bois difficilement.

La mort peut arriver subitement au milieu du premier Accès, et, dans tous les cas, lorsque ceux-ci se répètent, ils hâtent le terme fatal.

Période terminale.

Après un ou plusieurs Accès, les symptômes s'aggravent rapidement, l'insensibilité commence; le malade est immobile dans son lit, la pupille fixe; une salive spumeuse s'échappe de sa bouche entr'ouverte, la constriction de la gorge augmente, la dyspnée est extrême; le pouls faiblit, les extrémités se refroidissent et la vie s'éteint complètement.

L'homme enragé n'est pas à redouter. A toutes les périodes de la maladie on peut l'approcher sans aucun danger.

Cependant, la crainte d'en être mordu les a fait délaisser de leurs amis, de leurs enfants, et on en a vu expirer dans le plus complet isolement.

Plus impitoyable encore, inventant pour ces infortunés des supplices nouveaux, on les a saignés aux quatre membres ou étouffés entre deux matelas, et ceci au xixᵉ siècle [1]; sur la foi d'un préjugé l'homme est devenu *barbare*, j'ajouterai *criminel!*

Les sujets atteints de la Rage n'éprouvent jamais ce désir impérieux de mordre, et s'il existe des faits contradictoires, il ne faut point accuser les

_____

(1) Dublin, *Morning-Post*, année 1830.

malades de méchanceté, mais bien d'imprudence les parents ou les infirmiers qui ont risqué témérairement leurs doigts entre les dents du patient et se sont trouvés pincés dans un mouvement spasmodique des mâchoires.

Ainsi M. VERNOIS, à la tribune Académique, racontait tout récemment que l'un de nos éminents confrères fut ainsi mordu en examinant la gorge d'un malade que le lendemain il reconnut enragé [1].

Ces évènements sont très-malheureux, mais pour les éviter il suffit de suivre les conseils de l'expérience qui nous recommande d'être très-prudent dans la pratique médicale.

---

[1] *Gazette des hôpitaux.* — Séance de l'Académie de médecine du 22 septembre 1863.

TRAITEMENT PROPHYLACTIQUE.

A l'étude du traitement de la Rage se rattache le nom des praticiens les plus éminents dans la science. Cependant, malgré les nombreuses expériences tentées au mépris des plus grands périls, le spécifique de la funeste maladie est toujours un secret pour la médecine ou au moins pour la généralité des médecins.

Il n'en est pas ainsi du *Traitement Prophylactique*.

Il est bien reconnu, en effet, que la *cautérisation immédiate* peut détruire tous les Virus au moment de leur Inoculation. Par conséquent, après la morsure d'un animal, il faut avoir recours le plus tôt possible à la Cautérisation. Malheureusement on n'a que très-rarement *un caustique* sous la main, quelquefois même il est impossible de s'en procurer.

Le temps est précieux, il faut agir. Vient-on d'être mordu par un chien enragé, la première des conditions prophylactiques est d'ouvrir *une large voie à l'écoulement du sang;* on lave ensuite la plaie, soit, avec de l'eau contenant une dissolution de chlorure de sodium (sel de cuisine) de la potasse ou de la soude (cendres de cheminées) soit, ce qui est préférable avec *de l'eau chaude.* Si les morsures sont trop nombreuses et distribuées sur toutes les régions du corps, il faut sans hésitation se plonger dans un bain. — L'efficacité du lavage, même *à l'eau simple et froide* me paraît incontestable d'après l'observation suivante :

« Un animal enragé attaqua et mordit plusieurs cultivateurs occupés à leurs travaux dans la campagne, les uns furent blessés aux jambes, les autres aux cuisses, aux fesses, au corps, aux bras et à la tête. Ces malheureux prirent la fuite. Pour retourner à leur village, il fallait traverser une petite rivière sur laquelle était un pont de bois. Les uns passèrent sur le pont, les autres traversèrent la rivière à gué..... Tous ceux dont les blessures avaient été lavées par l'eau, en traversant la rivière, n'éprouvèrent aucune suite fâcheuse, quoique plusieurs ne furent point traités, tandis que ceux qui avaient passé sur le pont ou dont les blessures n'avaient pas été atteintes par l'eau, moururent tous de la Rage, malgré le traitement que la plupart d'entre eux subirent. [1] »

(1) *Recueil périodique de la Société de santé de Paris,* an v de la République (observations sur la Rage). — ALLAN.

Ces moyens employés, on peut comme caustique provisoire utiliser le Vinaigre, le jus de Citron, l'Alcali, que l'on trouve dans presque toutes les maisons. On aura dû appeler ou se faire transporter chez le Médecin le plus rapproché et c'est lui seul qui devra appliquer *la Cautérisation* soit avec *les Agents Chimiques*, soit avec *le Fer Rougi au Feu.* — Le Cautère Actuel, en des mains inhabiles, n'agit que très-superficiellement et *emprisonne*, pour ainsi dire, *le Virus au fond de la plaie qui alors se rouvre après un certain temps.* D'ailleurs le choix de l'Instrument cautérisant ne saurait être confié au premier venu, de sa forme depend une bonne cautérisation. Un Clou, la pointe d'un Couteau, etc., peuvent devenir Instrument de Chirurgie; une simple Aiguille d'emballeur, chauffée à blanc, me servit dans une circonstance à cautériser chez un enfant la Morsure d'un Chat.

Parmi les Agents chimiques, les caustiques liquides (*Acide nitrique, chlorhydrique, sulfurique, Beurre d'Antimoine...* etc), sont préférables à l'application du *Nitrate d'Argent fondu (Pierre Infernale)*, mais en outre que leur emploi a été souvent insuffisant, il a déterminé parfois des complications fâcheuses.

Ces préliminaires d'épuration de la plaie une fois achevés, le pansement doit être fait avec la pommade épispastique où un vésicatoire, afin d'empêcher la cicatrisation immédiate et favoriser pendant quelques jours la suppuration.

3

Au traitement local, il est très-important de joindre quelques Moyens généraux, ainsi il faut rechauffer le blessé, favoriser la transpiration par des boissons chaudes et au besoin toutes les fois qu'il sera possible employer *les bains de Vapeur* dont on obtient *les meilleurs résultats,* même dans le traitement de *la Rage confirmée.*

En résumé, c'est la Nature qui nous procure les deux plus puissants agents de Prophylaxie :

L'Eau et le Feu.

DE LA RÉGLEMENTATION ACTUELLE DES CHIENS

A MARSEILLE

Et de ses résultats au point de vue de la sécurité générale.

J'ai pensé qu'il serait curieux et instructif à la fois, de suivre les diverses phases de la Règlementation de la Race Canine dans une grande ville comme Marseille. — Les Mesures administratives n'ont pas toujours été les mêmes ; progressivement elles sont devenues plus sévères, et aujourd'hui où elles semblent avoir atteint leur *summum* de rigueur, les Intelligents Administrateurs de la cité Phocéenne peuvent-ils se flatter d'avoir conjuré tout le Mal ? C'est ce que je vais examiner [1].

---

(1) Tous les détails Administratifs contenus dans ce Chapitre ont été recueillis au Secrétariat de la Mairie ; je les dois à l'obligeance de M. Turc, chef de la Police Municipale.

Vingt années se sont écoulées depuis le jour où la Municipalité, émue par le récit des tristes Accidents qu'occasionnaient la Race Canine, prit une décision.

En effet, le 29 mars 1844 parût l'Arrêté suivant:

« Art. 3. — *Tout Chien qui aura Mordu une personne, soit sur la Voie publique, soit dans un lieu public ou dans l'intérieur d'une Maison, devra être immédiattement abattu, qu'il soit reconnu ou non atteint d'hydrophobie.* »

Plusieurs évènements s'étant produits sur les Navires baignés dans nos ports, un corollaire, en date du 25 mars 1851 fût ajouté au premier arrêté :

« *Il est défendu de garder un chien non Muselé à bord.* »

Cette Mesure qui produisit immédiatement de bons résultats fit que bientôt après, le 25 novembre 1851, on la rendit générale.

« Art. 1er — *Jusqu'à ce qu'il en soit autrement ordonné, la Musulière est obligatoire pour tous les Chiens sans distinction de Race. En conséquence, tout Chien trouvé sur la voie publique sans Muselière, à partir de la publication du présent Arrêté, sera saisi et conduit au Dépôt de Mempenty pour y être abattu, s'il n'est réclamé dans les 24 heures.* »

Durant 10 années il ne fut rien changé à cette Règlementation, quoique l'on n'eut point obtenu en ville un résultat aussi avantageux que celui constaté dans les Ports. La Muselière n'était pas appliquée rigoureusement, et c'est ce qui devait arriver, l'Administration trop complaisante ayant laissé la faculté de pouvoir réclamer les chiens Captés, sans payer aucune amende.

Un Administrateur justement sévère, venait d'être appelé à la tête des Affaires Municipales : ne craignant point dans l'intérêt des Masses de froisser quelques susceptibilités particulières, le 6 juillet 1861 il arrêta :

« *A dater de ce jour, les chiens saisis par le Capteur sur la voie publique ne seront plus rendus à leur propriétaire sous quelque prétexte que ce soit.* »

Dès lors la Musulière fut appliquée plus souvent; mais quels étaient ces Instruments de Protection? Chaque Propriétaire d'un Chien torturait son esprit à inventer la Muselière la plus commode pour sa Bête affectionnée et l'Autorité de nouveau trompée, vit encore ses espérances déçues. (Un officier public, très-digne de foi, m'a assuré avoir vu *une muselière peinte* sur la peau du museau d'un Chien poil ras ; j'ai vu, moi-même, des Muselières garnies de *rubans caoutchouc* habilements dissimulés).

Tous ces subterfuges n'échappaient point à la vigilance des Autorités; aussi le 25 avril 1862 parut un Avis qui rappelait certaines dispositions des Arrêtés du 25 mars et 25 novembre 1861. — Nous le donnons ici en entier :

« Nous Maire de Marseille, etc.

« Vu les Arrêtés municipaux en date des 25 mars et 25 novembre 1851, relatifs aux Chiens errants, portant :

« 1° *Que la Muselière est obligatoire pendant toute l'année pour tous les Chiens, sans distinction de race;*

« 2° *Que cette Muselière doit être en fil de fer, à petites mailles et en forme de panier.*

« Invitons les habitants de la ville à se conformer aux prescriptions ci-dessus rappelées, sous peine d'être poursuivis conformément aux lois; les prévenant en outre qu'aux termes de l'Arrêté précité, du 25 novembre 1851 et 5 juillet 1861, tout Chien trouvé sans Muselière sur la voie publique sera saisi et conduit au dépôt de Menpenti pour y être abattu, et que, dans aucun cas, le Chien saisi ne pourra être rendu à son propriétaire. »

La publication de cet avis a eu l'immense avantage de faire disparaître immédiatement les Muselières innovées à plaisir par le caprice d'un chacun, Muselières qui permettent au Chien de mordre et le protégeaient cependant contre le lacet du Capteur.

Depuis cette époque il n'a plus été dressé un seul procès-verbal constatant qu'un Chien Muselé eût mordu.

Afin d'assurer l'exécution des Arrêtés Municipaux, une voiture couverte, escortée d'un Agent de Police, promène dans les rues de la ville et reçoit tous les Chiens non muselés que saisit le Capteur.

Cet ensemble de Mesures, si rigoureuses qu'elles paraissent être aux yeux de quelques personnes toujours disposées à reclamer, ne satisfait point.

Un seul Capteur, est insuffisant pour une Cité grande comme Marseille ; il ne peut, dans la journée, battre qu'un faible nombre de rues et le soir, le butin n'est pas ce qu'il pourrait et devrait être.

Je présente ici quelques détails puisés dans les Registres de l'Abattoir de Mempenty, ils ne manquent point d'un certain intérêt.

Mois.	Année 1862.			Année 1863.			
	CHIENS			CHIENS			
	Captés.	Réclamés	Abattus.	Captés.	Réclamés	Livrés par leurs maîtres.	Abattus.
Janvier...	63	4	59	102	4	9	98
Février...	67	3	64	104	10	5	94
Mars.....	71	6	65	104	17	5	87
Avril	58	3	55	101	17	5	84
Mai......	98	3	95	88	14	9	74
Juin	75	5	70	96	12	6	84
Juillet....	112	6	106	178	11	9	167
Août.....	151	8	143	111	11	3	100
Septembre	113	7	106	134	7	6	127
Octobre..	116	10	106	155	19	9	136
Novembre	87	15	72	135	18	11	117
Décembre.	59	»	59	118	13	8	105
TOTAUX..	1070	70	1000	1426	153	85	1273

En 1862, il a été capté 1,070 Chiens, sur ce nombre 1,000 ont été abattus.

En 1863, on constate une augmentation de 300 sur le nombre des Victimes, mais d'autre part, il en a été restitué un plus grand nombre, contrairement aux Arrêtés, ce qui prouve l'urgence d'une prompte réforme.

De plus le tableau de 1863 offre un Renseignement précieux; c'est le total des Chiens maladifs apportés à l'abattoir par leurs propriétaires.

Ce chiffre de 85 ne représente qu'une faible partie des Malades de la Race canine, bien des personnes fesant jetter leurs Chiens à la mer ou les portant directement à la voirie après les avoir abattus.

Toutes les années on abat, rien que dans Marseille, *un septième* environ des Chiens déclarés à la Mairie et si le service était mieux organisé et avant tout mieux fait, il est certain que cette proportion doublerait.

Dans l'état actuel, malgré l'Abattage, les Chiens, sont toujours aussi nombreux.

Voici le tableau des divers Recensements faits dans la Ville et le Département, de 1856 à 1863 inclusivement [1].

Années.	Marseille.		Totaux.	Département.		Totaux.
	Chiens de la 1re catégorie	Chiens de la 2e catégorie		Chiens de la 1re catégorie	Chiens de la 2e catégorie	
1856	1.421	4.430	5.851	5.319	14.922	20.241
1857	1.163	4.328	5 491	4 615	13.421	18.036
1858	784	4.422	5.206	3.733	13.118	16.851
1859	593	4.205	4.798	3.653	13 646	17.299
1860	1.128	3.859	4.987	4.311	12.983	17.294
1861	825	3.604	4.429	4.110	12.807	16.917
1862	814	4.014	4.828	4.452	14.124	18.576
1863	1.223	5.237	7.460	4.665	16.031	20.696

(1) Renseignements dus à l'obligeance de M. Pouey, contrôleur des contributions directes à Marseille. (Direction de M. de Jordan).

Dès l'abord, on pourrait croire que le nombre des Chiens a décru de 1856 à 1862; il n'en est rien, cette progression décroissante n'a jamais réellement existé ; elle provient simplement de ce que les propriétaires ne déclaraient point leurs chiens.

L'Administration, qui, je le répète, ne néglige rien pour arriver à ses fins, a recouru cette année à un nouveau Mode de Recensement dont le résultat est très-encourageant [1]. En effet, la liste de 1863 a fait connaître environ 3,000 Chiens de plus qu'en 1862. Placée en regard des inscrits de 1856, on voit qu'à Marseille le nombre des chiens s'est accru de 2,000 depuis le premier Recensement.

Il est donc bien évident que jusqu'à ce jour, Muselière, Peine Capitale et Impôt, n'ont point fait diminuer le nombre des Chiens; et, cette observation faite à Marseille peut s'étendre à toute la France.

La Muselière en fil de Fer et à Panier a cependant produit quelques bons résultats; les Chiens n'ont plus mordu aussi souvent que par le passé ; néanmoins leurs victimes sont encore trop nombreuses et augmentent tellement chaque jour, qu'il nous est impossible de ne point appeler de tous nos vœux l'application de Mesures plus sévères.

Depuis 1855 où, exceptionnellement, les Rapports de la Police Municipale constatent qu'il n'y

(1) M. Reynaud, commissaire de la Mairie, a envoyé à domicile des Agents qui ont reçu les déclarations des propriétaires par le même mode que les récensements ordinaires.

a pas eu un seul cas de Rage pendant cette an-
née-là, dans toute l'étendue du territoire de Marseille, il est effrayant de voir le nombre de procès-
verbaux dressés à l'occasion de blessures faites
par des Chiens enragés ou non.

Le 12 septembre 1857, la Rage portait le Deuil
dans une famille ; un jeune homme de 18 ans fut
mordu par son propre Chien et mourut Enragé 45
jours après avoir été blessé (on le traita par les
saignées et les opiacés). Cette malheureuse victime
avait été cauterisé, à l'aide de l'Ammoniaque liquide,
une demi-heure environ après l'Evénement. — Le
Chien mourut au bout de 24 heures; il ne mangeait
plus depuis quelques jours ; constamment tenu à
l'attache, il n'a pu être mordu par un Animal de
son espèce, la Rage a dû se déclarer chez lui spon-
tannément [1].

Ce terrible drame qui en 1858 et 1859 devait se
reproduire dans le Département [2] et avoir des
conséquences aussi fâcheuses ne fit rien changer
aux dispositions Règlementaires sur la Police des
Chiens.

Le Capteur qui fesait assez mal son service ne se
dérangea pas de ses habitudes ; à tel point que le
nombre des Chiens Errants augmenta visiblement,
et les cas de Rage se multiplièrent. Ce que j'avance

(1) Notes du médecin.
(2) Rapport des Drs Goyrand et Bourguet au Conseil d'Hygiène et
de Salubrité de l'arrondissement d'Aix. — *Sur la Rage*, 1858-1859. —
(Les deux blessés succombèrent; on avait employé les saignées.)

ici m'est garanti par une supplique adressée, le 8 juillet 1861, à M. le Maire.

« *Les soussignés, réclament, au grand nombre des*
« *habitants une distribution de saucisses empoisonnées*
« *dans tous les quartiers, depuis 15 jours ces Animaux*
« *ont envahis notre ville, et ont été l'objet de plusieurs*
« *victimes.* » *(Sic).*

Signé : C**, R***, F**

L'Autorité avertie de la négligence de ses agents renouvella les ordres, et la surveillance fut mieux exercée. Ainsi, dans le trimestre qui suivit *(juillet, août, septembre)*, *10 Chiens* furent captés par Ordre Supérieur : sur ce nombre, *3* étaient *Enragés, 3 douteux* et *4 en parfaite santé.*

Depuis, l'Administration n'a pas cessé de veiller activement à l'exécution de toutes les Mesures ; elle doit s'en féliciter, car en 1862 le nombre des Chiens Enragés n'est plus que de *Un* et la personne mordue dans le courant du mois de mars, s'est trouvée exemptée de la Rage par la cautérisation immédiate. En dehors de ce Cas *Onze* Chiens furent abattus pour avoir mordu soit à la Rue, dans l'intérieur des Maisons et sur les Navires.

Les Procès-verbaux de l'année 1863 fournissent un total de 20 personnes mordues ; il y a donc aggravation sur l'année 1862 et dans de grandes proportions. Rien cependant n'a été négligé par l'Autorité municipale pour entretenir la sécurité publique comme par le passé.

Le 24 juin 1863, M. le Maire prévenait MM. les Commissaires de Police de veiller à ce que les Chiens des Etablissements Publics soient à l'avenir mieux Muselés, et il rappelait les dispositions des Arrêtés Municipaux sur la forme et l'obligation de la Muselière.

Tous les chiens qui ont ainsi mordu, ayant été abattus immédiatement et sans être visités du Vétérinaire, il devient malheureusement impossible de savoir si quelques-uns étaient Enragés, mais il est permis d'assurer qu'ils n'ont point inoculé la Rage ou que le traitement Prophylactique a suffi pour en exempter leurs Victimes.

Ainsi donc chaque année les Chiens blessent un assez grand nombre d'habitants, sans que l'on ait à déplorer trop souvent des Evénements fâcheux, tels que j'en citais tantôt, ce qui prouverait une fois de plus qu'on s'exagère beaucoup la fréquence de la Rage chez les Animaux et le Chien en particulier.

En ville, comme ailleurs, tout Chien qui a perdu son maître fuit, court de tous côtés ; il s'épuise à chercher, il est assailli par d'autres Chiens et souvent par des enfants. Effrayé, maltraité, battu, il devient farouche, il court haletant, la langue hors de la gueule et portant la queue basse. La foule tombe sur lui; se voyant poursuivi de toute part, il tâche de mordre ceux qu'il rencontre, pour sa propre défense. Bientôt ses ennemis augmentent, il finit par être assommé, et il passe pour constant qu'il était Enragé, parce qu'il est impossible de prouver le contraire.

Aux yeux de l'autorité, la plupart du temps, il suffit que le Chien ait mordu pour qu'il subisse la peine Capitale. Cet Abattage immédiat de l'Animal est même quelquefois réclamé par le blessé qui sottement peut croire que la Mort du pauvre Animal doit suffire à l'exempter *lui*, de la Rage!!

Ce fait s'est présenté en avril dernier. Un enfant de 16 ans venait d'être mordu, le père s'empressa d'écrire :

« *Je viens M. le Maire avoir recours à votre obli-*
« *geance pour que cet Animal dangereux qui appar-*
« *tient à M. B***, propriétaire à St-Julien, soit abattu*
« *le plus tôt possible, afin que nous n'ayons pas à re-*
« *douter les suites fâcheuses qui pourraient survenir*
« *de cette Malheureuse Morsure.* [1]

« *Veuillez......* (*Textuel*).

Signé : B**

En ces circonstances, c'est favoriser *un préjugé des plus ridicules* que d'obtempérer à la demande du Solliciteur ; l'Autorité devrait faire saisir le Chien, *mais ne point le faire abattre.* C'est là d'aileurs un Pouvoir Administratif contre lequel la Science s'est toujours élevé.

Un Animal peut mordre et communiquer la Rage, sans qu'il soit possible de vérifier à ce moment s'il

[1] Le Chien fnt abattu.

est enragé. D'autre part, et c'est le Cas le plus fréquent, le chien mord sans être jamais Malade.

Dans la première hypothèse, la bête étant aussitôt abattue, le Médecin appelé manquera de Renseiments, pour établir un pronostic qui doit intéresser le Blessé au plus haut degré.

Si le Chien est parfaitement sain, l'Abattage immédiat condamne à une inquiétude funeste les personnes mordues. Le moindre malaise les épouvante. L'Idée qu'elles peuvent devenir Enragé les poursuit jour et nuit.

« *Pavor sapientiam omnem mihi ex animo expectorat.* »   CICÉRON.

J. Hunter, parle dans ses leçons d'un homme qui, mordu par un Chien, s'imagina bientôt après que l'Animal était Enragé, il frissonna à la vue des liquides et éprouva des Convulsions. Ce préjugé était tellement enraciné chez lui qu'il fallut aller chercher le Chien qui avait fait la Morsure et le lui apporter dans sa chambre, sans quoi il serait mort infailliblement.

En 1845, un chien Boule-Dogue mordit au mollet un membre de ma famille qui m'est cher au plus haut titre. Les dents de l'Animal avaient pénétré profondément. Le blessé recevait tous les jours un grand nombre d'Amis et quelques-uns avaient assez peu de Sagesse pour raconter devant lui les plus terribles histoires sur les Conséquences de la Morsure des Chiens Enragés. La frayeur le saisit bientôt, il perdit l'appétit, devint triste, maigrit, passa des nuits sans sommeil et cependant ne parla point de l'inquiétude violente qui le poursuivait. — Deux mois et demi s'étaient écoulés depuis le jour de l'Evénement, lorsque par hasard, le Chien, auteur du Méfait, fut conduit près du Malade qui, en le voyant ne pût contenir sa joie ; il exprima le désir de garder l'Animal auprès de lui comme distraction disait-il, mais en réalité, ce qu'il m'apprit longtemps après , pour s'assurer lui-même de la bonne santé du Chien. Dès le lendemain de cet heureux jour, le blessé recouvrait son appétit d'autrefois et trois semaines plus tard il vaquait à ses Affaires.

Ainsi donc, l'Animal qui mord ne devrait jamais être immédiatement abattu, il importe de le conserver un certain nombre de jours et j'ai tout lieu de croire qu'une séquestration de *un mois*, suffirait très-amplement.

L'Animal qui vient de recevoir le Virus Rabique ne peut communiquer immédiatement la Rage. Il n'est pas, que je sache, un seul exemple de cette maladie transmise à l'homme par un Chien qui ne serait mort Enragé que *Cinq* Semaines après avoir fait la Morsure. Le plus souvent la Bête succombe dans le premier septenaire qui suit l'Evénement.

Quoique l'Autorité ait connaissance d'un bon nombre d'Accidents occasionnés par la Gent Canine, il en est qu'elle ne peut découvrir, les personnes Mordues négligeant de porter plainte, ou gardant le silence à prix d'argent.

La Muselière est obligatoire pour tous les Chiens

(disent les Arrêtés municipaux), cependant on en rencontre de non Muselés que leur maître conduisent en laisse.

L'Administration, je le tiens de source certaine, n'a jamais toléré cela, à plus forte raison autorisé; le Capteur devrait donc saisir ces Chiens, ce qu'il ne fait jamais. Le Chien mené en laisse, devient par cela même qu'il est près de son Maître, plus hardi, plus audacieux et s'il n'est pas muselé, il pourra mordre, ce qui arrive fréquemment.

Dernièrement encore on dressait procès-verbal « au nommé Ard** Ser**, directeur d'un théâtre Forain, dont la Chienne conduite en laisse par sa fille avait mordu un enfant de 9 ans. »

D'où peut donc venir cette Persévérance obstinée de la part des particuliers à ne pas vouloir museler leurs Chiens ?

C'est que la Muselière en fil de fer, à petite Maille et à Panier règlementaire à Marseille, est une contrainte impossible à supporter pour ces Animaux.

« Le Chien a les cavités nasales trop étroites pour respirer exclusivement par le nez, comme fait le cheval; il faut qu'il respire par sa gueule béante, qu'il transpire par sa langue et toute sa Muqueuse buccale, il faut conséquemment qu'il puisse ouvrir ses Mâchoires [1]. » Lorsqu'il a soif, il faut lui per-

(1) Académie de Médecine. — Séance du 16 juin 1863. — Rapport de M. Bouley sur la Rage.

mettre de se désaltérer librement. D'ailleurs, la Muselière n'offre aucune garantie de sécurité sur les Chiens en liberté. — A voir la facilité avec laquelle le plus faible *Caniche* peut s'en débarrasser, il n'est pas douteux que cette Mesure soit *complètement illusoire* en présence d'un Animal Enragé.

En conclusion, Marseille est l'une des villes de l'Empire où les bons résultats obtenus, grâce aux rigueurs d'une intelligente Administration, prêchent davantage en faveur d'une Police Sanitaire encore plus sévère; car si malgré le nombre sans cesse croissant des Chiens, les cas de Rage inoculés à l'homme sont devenus de moins en moins fréquents, cependant les Méfaits de la race Canine sont toujours assez graves et se multiplient trop chaque année, comme viennent l'attester les procès-verbaux, pour que la Population puisse compter sur une sécurité parfaite.

PROJET NOUVEAU DE POLICE SANITAIRE

LA RACE CANINE.

———

En présentant une Nouvelle Règlementation de la Race Canine, il faut avoir bien en vue, *trois* points également importants :

L'Équité, *la Sécurité publique et la Morale*.

Je le dis à regret, les Mesures proposées jusqu'à ce jour sont très-imparfaites et même ne remplissent aucune de ces Conditions.

Pourra-t-on jamais obtenir, l'Emoussement des Dents canines et incisives chez le Chien ?

L'Abattage des Mâles ou la Surtaxe empêchera-t-il les Chiennes de mordre ?

L'Etat actuel des choses sera-t-il changé en laissant la liberté absolue à ces Animaux ?

Vouloir exempter les Chiens de la Muselière,
n'est-ce pas rétrograder et se priver d'une Excellente Mesure ?

Enfin, l'Extermination complète de la Race Canine est elle quelque peu raisonnable ?

Les Mesures que je voudrais voir adopter sont
beaucoup plus modestes à mon avis que toutes
les précédentes, elles peuvent se résumer ainsi :

1° Tout Chien doit, sur la Voie publique, être
conduit en *Laisse* et *Muselé*. Il en sera de même à
bord des Navires et dans les Établissements publics.

2° Doivent être considérés comme *Chiens Errants*
et saisis par le Capteur, tous les Chiens *non tenus
en laisse*, rencontrés sur la Voie publique *avec ou
sans Muselière*.

3° La Muselière doit être en fil de Fer, à petites
mailles, *mais à Ressort, de façon à permettre à l'Animal, d'ouvrir la gueule, boire et respirer librement,
sans pouvoir mordre*, problème qui a été résolu [1].

4° L'Impôt sur la Race Canine doit être maintenu.

5° A l'exemple de quelques villes (Montpellier
et autres) tous les chiens devraient, sur le collier,
porter gravé, avec le nom et l'adresse du maître,

(1) La muselière à ressort inventée par M. Charrière, de Lausanne
(légèrement modifiée), peut satisfaire à toutes les exigences. Réglementaire en Suisse, elle a reçu en France l'approbation de la Société
protectrice des animaux et des Professeurs de l'Ecole vétérinaire
d'Alfort. — Je m'étonne qu'elle ne soit point connue à Marseille?

un Numéro matricule, délivré le jour de la déclaration. Cette Mesure faciliterait les réclamations et permettrait à l'Autorité de s'assurer immédiatement si le propriétaire a fait inscrire ou non son Chien.

6° Tout Chien capté ne doit être restitué à son maître que contre une somme de 25 ou 5 fr. suivant la Catégorie.

7° Il est nécessaire d'accorder un délai de *trois* jours pour les Réclamations.

8° Les Chiens Réclamés ne doivent être rendus à leur propriétaire qu'après les trois jours expirés et *visite d'un Médecin Vétérinaire.*

9° Tout Chien, enragé ou non, qui aura mordu une personne, soit sur la Voie publique, soit dans un lieu Public, à bord d'un navire ou l'intérieur d'une maison, doit être considéré comme un *Animal nuisible*, *dangereux* et abattu non pas immédiatement, mais après *un mois* d'observation. Dans aucun cas et sous quelque prétexte que ce soit le Chien ne devra être restitué.

10° Il serait à désirer que l'on fît *un choix* parmi les Chiens captés. Ceux reconnus de *bonne Race* devraient être vendus comme *Étalons*, aux enchères, par Ministère Public, et il ne serait abattu que les Chiens *sans types*. Cette mesure qui ferait diminuer le nombre des Chiens *victimés*, tendrait aussi à en réhabiliter l'espèce en France.

11° Il est indispensable de créer dans chaque ville des *services de captage*, proportionnellement à l'étendue du territoire, si l'on veut que la mesure soit réelle et produise le résultat espéré.

12° En dernier lieu, MM. les Agents de Police devraient être chargés de tout ce qui concerne l'exécution de l'art 1ᵉʳ et dresser procès-verbal aux Propriétaires qui y contreviendraient.

L'application de ces mesures rendraient exceptionnels les cas de Rage chez l'homme. Le Chien ne pouvant plus se dérober à la surveillance de son maître, il devient facile à celui-ci de séquestrer la Bête au moindre signe ou sur un simple soupçon.

Le Croisement des Espèces n'est plus abandonné au hasard, et les Métis deviennent moins nombreux.

La Race Canine s'améliore et s'épure de tous les chiens dangereux.

La Morale triomphe.

En empêchant au Chien de circuler en liberté sur nos promenades, la Sécurité Publique n'est plus en danger et l'Animal lui-même y gagne à ne plus se voir assommé dans un coin ou mourir de faim, loin de son propriétaire qu'il aura perdu.

Les Chiens Errants ne seraient plus aussi nombreux et les Abattages dont *la Société protectrice des Animaux* s'est justement émue, deviendraient de moins en moins importants.

En terminant cette Notice, j'émets un Vœu :

Que *les Autorités de toutes les grandes villes* (chefs-lieux de tous les départements) accordent à la Science *un Local*, où les Chiens dont on aura décidé la Mort, se trouveraient soumis à des Expériences diverses, sous la direction de Docteurs en médecine et de Médecins Vétérinaires.

Une partie des *fonds du droit de Restitution* et le produit de *la vente* des chiens captés, suffiront largement à couvrir *tous les frais* de cette Institution, dans chaque Département [1].

Ainsi se trouveraient combinés, avec les mesures de prophylaxie, les moyens d'élaborer *un Traitement rationel* de la Rage confirmée, et la FRANCE entière concourrait à ce grand Œuvre.

(1) Les Chiens captés à Marseille, 1/3 seulement, évalués à 15 fr., plus le produit du droit de restitution, à 10 fr. par chiens, *la Commune*, en 1862, aurait pu retirer 5,700 fr., et en 1863, fr. 8,600 environ.

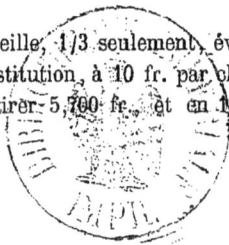

FIN.

TABLE DES MATIÈRES.

ERRATA.

Page 14, 3ᵉ alinéa, au lieu de : au dehors, lisez : *en dehors*.
— 25, ligne 2, lisez : *hallucinations*.
— 31, — 2, lisez : *Demeanynk, de Bourbony*.
— 31, — 12, au lieu de : la période d'acclimatation, lisez : *la pé-
    riode d'incubation*.
— 36, — 5, au lieu de : une dissolution de, lisez : *une dissolu-
    tion du*.

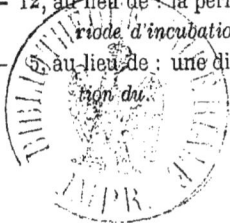

DU MÊME AUTEUR.

SOUS PRESSE :

DU TRAITEMENT DE LA RAGE.

www.ingramcontent.com/pod-product-compliance
Lightning Source LLC
Chambersburg PA
CBHW050518210326
41520CB00012B/2354